LETTRE CRITIQUE

SUR LA

PRÉTENDUE ACTION DISSOLVANTE ET FLUIDIFIANTE

DES

EAUX DE VICHY

DANS LES MALADIES QUI RÉCLAMENT LEUR EMPLOI

PAR LE DOCTEUR

CASIMIR DAUMAS

MÉDECIN CONSULTANT AUX EAUX DE VICHY,
CHEVALIER DE LA LÉGION D'HONNEUR,
OFFICIER DE L'ORDRE DU NICHAN TUNISIEN, ETC.

Les eaux de Vichy pour être salutaires
doivent être employées à petites doses.

PARIS

HENRI PLON, IMPRIMEUR-ÉDITEUR,

RUE GARANCIÈRE, 8.

——

1863

LETTRE CRITIQUE

SUR LA PRÉTENDUE ACTION DISSOLVANTE ET FLUIDIFIANTE

DES

EAUX DE VICHY.

PARIS. — TYPOGRAPHIE DE HENRI PLON,

IMPRIMEUR DE L'EMPEREUR,

RUE GARANCIÈRE, 8.

LETTRE CRITIQUE

SUR LA

PRÉTENDUE ACTION DISSOLVANTE ET FLUIDIFIANTE

DES

EAUX DE VICHY

DANS LES MALADIES QUI RÉCLAMENT LEUR EMPLOI

PAR LE DOCTEUR

CASIMIR DAUMAS

MÉDECIN CONSULTANT AUX EAUX DE VICHY,
CHEVALIER DE LA LÉGION D'HONNEUR,
OFFICIER DE L'ORDRE DU NICHAN TUNISIEN, ETC.

Les eaux de Vichy pour être salutaires
doivent être employées à petites doses.

PARIS

HENRI PLON, IMPRIMEUR-ÉDITEUR,

RUE GARANCIÈRE, 8.

1863

LETTRE CRITIQUE

SUR LA PRÉTENDUE ACTION DISSOLVANTE ET FLUIDIFIANTE

DES

EAUX DE VICHY.

Les eaux de Vichy pour être salutaires
doivent être employées à petites doses.

Les pages qui suivent n'étaient pas destinées à l'impression. Écrites au courant de la plume, il y a déjà longtemps, je cède, en les publiant aujourd'hui, aux conseils des personnes auxquelles elles ont été primitivement adressées. Je n'ai pas d'autre motif. Je ne les ai modifiées en rien, ni dans le fond ni dans la forme, bien que celle-ci, je l'avoue, soit quelquefois légère et un peu trop vive. Je préfère les soumettre au lecteur dans leur franchise non étudiée, et j'ai voulu qu'aucun changement autre que le changement d'adresse, ne vînt leur enlever leur caractère de spontanéité.

Mon intention, pour cela, n'est pas de m'attirer une indulgence à laquelle je n'ai aucun droit et qu'il est injuste toujours d'accorder à un écrit. Mais, dans ma pensée, rien n'égale le néant de certaines théories médicales, si faciles à créer, d'ailleurs, et si promptes à disparaître. Le temps qu'on leur consacre est du temps perdu, et, en particulier, la doctrine de la *dissolution des acides* de l'économie par les *alcalis* des eaux de Vichy, dont le premier inventeur, je suis bien aise de le constater, est Claude

Fouet (1686), me paraît jugée et condamnée sans re-
cours.

Tant vaut donc la doctrine, tant valent mes lignes.

Pourtant, on m'a donné pour raison qu'il pouvait y avoir
encore utilité à porter un coup à la déplorable méthode
des hautes doses et de la *saturation*, dont je suis l'adver-
saire hautement et primitivement avoué — *Delenda Car-
thago!* — Alors ; certes, cette lettre pourra produire plus
de bien qu'elle ne vaut, et je la publie avec aussi peu de
regret que de vanité.

I

A Vichy, les théories et les systèmes abondent, et l'on explique d'une foule de manières l'action curative des eaux. Nous perdrions beaucoup de temps si nous voulions les passer tous en revue. Il y a l'excitation, la tonicité, la révulsion, la réaction nerveuse, le chimisme, la méthode dissolvante et fluidifiante dont, pour couronne, la saturation, etc. — Autant de systèmes que de médecins. Chacun veut avoir ou paraître avoir le sien, le meilleur bien entendu, par amour-propre ou par conviction.

Il suffit qu'un docteur émette une théorie pour que son confrère la repousse. Autrefois, du moins, il y a à peine quelques années, c'était bien et tout à fait cela; aujourd'hui, il y a plus de calme en apparence, moins de dissentiment et de discorde, mais au fond c'est tout un; ce qui fait que la thérapeutique thermale est vouée, en idée, à tous les vents et à tous les hasards, s'il ne faut pas dire à toutes les rivalités. Ah! si on pouvait tout entendre et tout redire! Quelle intempérance et quelle confusion! J'ai lu dans les diverses pages d'un livre publié sur la matière[1], et j'ai déjà eu occasion de le noter, que les eaux de Vichy ont sur l'organisation humaine une action *spécifique, altérante, dépurative, dissolvante, reconstituante, tonique, hyposthénisante, excitante, fortifiante, sédative, contro-stimulante, anti-phlogistique, plastique* et *anti-plastique,* qu'elles *ramollissent* les tissus, qu'elles les *nettoient,* qu'elles les *lavent...*

Dans d'autres livres, j'ai lu des propriétés contraires (s'il est possible d'en imaginer d'autres), et tout aussi violentes (si cela est encore possible), et je me demande à quoi toutes ces choses peuvent bien servir, sauf à effrayer

[1] Barthez, *Guide des malades aux eaux de Vichy.*

ensemble les médecins et les malades, et à éloigner ces derniers de nos thermes. — La question est posée.

II

Soyons sans faiblesse pour de pareilles excentricités, parce qu'elles menacent la santé de l'homme, son bien le plus cher. Au fond, ce ne sont là que des justifications personnelles. Au malade, le médecin affirme sa valeur et son propre génie. *Me, me adsum qui inveni!*... Il n'y a pas tant à se glorifier, et c'est triste... Parmi toutes ces théories, il y en a deux qui sont particulièrement en honneur à Vichy : deux pour une, le chimisme et la dissolution. Les auteurs qui les ont commises invoquent à l'appui des preuves et de prétendues raisons scientifiques; mais il n'est que juste de dégager la science de cette espèce de complicité. OEuvre facile, je le crois, et pour laquelle il doit suffire d'analyser les théories en question.

III

La doctrine de la *dissolution*, autrement dite méthode *dissolvante et fluidifiante*, est fort ancienne à Vichy. Depuis Claude Fouet jusqu'à M. Petit, depuis madame de Sévigné qui prenait les eaux pour les *rendre*, et qui disait d'elles : « Elles me purgent et elles me font du bien, » on n'avait rien inventé de plus nouveau.

Aujourd'hui tous les médecins s'accordent à repousser l'opinion de l'ancienne médecine, qui considérait les eaux de Vichy comme purgatives, et en ceci on a tort et on a raison à la fois. On a raison, parce que les eaux sont, en effet, plus salutaires lorsqu'on les supporte que lorsqu'elles purgent — là est l'indication et le but dans l'application du traitement — et on a tort si on ne consulte que les faits qui se passent journellement à Vichy. Il est certain que les eaux y éprouvent à peu près tous les malades qui en font usage. Les conversations ordinaires des buveurs, si j'ose le dire, sont toutes imprégnées de ce résultat. « On prend les eaux, on les rend, on parle » confidemment de la manière dont on les rend, il n'est » question que de cela jusqu'à midi. »

Il est certain aussi qu'après cette première épreuve, la tolérance s'établit généralement; les eaux produisent un effet plus resserrant et agissent dès lors avec plus d'efficacité; et madame de Sévigné avait tort de s'étonner que madame de Brissac eût été guérie, parce qu'elle ne rendait pas les eaux. « Je vous ai mandé ce que dit notre petite Coulanges de la guérison de la duchesse, qui consiste à ne point rendre les eaux de Vichy; cela est plaisant. »

Je cite l'opinion de madame de Sévigné, parce que sur la médecine théorique chacun a le droit de dire son mot, parce que aussi la charmante femme était assurément capable de bien exprimer les idées des médecins de son temps et que, d'ailleurs, sur beaucoup de points, quelques médecins de nos jours l'ont copiée et répètent ce qu'elle a dit.

Cependant, tous nos confrères sont unanimes à reconnaître que les eaux de Vichy ne purgent pas. Au contraire, les malades soutiennent par expérience qu'elles commencent par vous *couper bras et jambes*. De part et d'autre il y a des motifs; mais la vérité vraie est entre les deux, et il est évident qu'il y a ici une question de doses. L'action purgative des eaux de Vichy peut tenir quelquefois à certaines dispositions individuelles, mais elle dépend surtout de la quantité que le malade en boit. Notons ce point sur lequel nous aurons à revenir.

IV

C'est M. Petit, ancien inspecteur des eaux, qui intronisa, il y a une vingtaine d'années, la méthode *dissolvante et fluidifiante*. Je n'ose pas croire, pour le plus grand honneur des thermes, que l'on puisse trouver encore à Vichy des malades contemporains de cet avénement; mais il y eut des dissidents, et cela fit tapage. Une véritable frénésie de discussion s'empara du corps médical, divisé en deux camps, d'où pleuvaient les brochures et les arguments, les arguments et les gros mots..... Les buveurs se prononcèrent naturellement pour ou contre, et leurs conversations dans les allées du parc soufflaient comme un vent de discorde à faire jaunir et tomber les feuilles. Seules, les sources, limpides et pures, continuaient à couler avec calme, nous allions dire avec dignité. Mais les goutteux, gens à craindre autant qu'à plaindre, disait Guy-Patin, se montrèrent bientôt ennuyés de tout ce bruit.

Il s'agissait de savoir si les eaux de Vichy dissolvent la goutte ou, pour mieux dire, les concrétions goutteuses. Alléchés d'un côté sous promesse de guérison, et retenus de l'autre sous peine de mort, ils pétitionnèrent à l'Académie de médecine pour que la question fût tranchée, et qu'ensuite on les laissât boire et se baigner tranquilles. Et comme depuis cette époque ils continuent à fréquenter les thermes avec des avantages incontestables, on pourrait croire que la dissolution a eu gain de cause, si fort heureusement les résultats d'une médication n'étaient pas indépendants des théories qui tendent à les expliquer. L'Académie de médecine fut sage et se garda bien de se prononcer. Les faits bien observés, qui seuls auraient pu éclairer son jugement, lui firent défaut. Elle laissa aux malades le droit illimité de se faire guérir ou tuer, au choix, par les adversaires de la dissolution ou par leurs partisans, sachant bien qu'à s'occuper des discussions théoriques la bonne médecine n'a rien à gagner. S'il est permis de traduire aux médecins la réponse de l'Académie, la voici en deux mots : « Soyez prudents, observez davantage et parlez moins des choses que vous ignorez. » La leçon était bonne, mais elle se perdit comme un cri dans le tumulte d'une bataille, et le corps médical de Vichy se remit de plus belle à faire assaut de brochures, d'arguments et de gros mots.

V

Avant M. Petit, Claude Fouet, nous l'avons dit, fut l'inventeur de la méthode dissolvante et fluidifiante, dans un livre intitulé *Nouveau système des bains et des douches, fondé sur la doctrine de l'acide et de l'alcaly.* C'est là qu'il a établi et formulé nettement tous les éléments de la théorie actuelle : L'acide et son rôle, comme cause de toutes les maladies ; l'alcali, ses propriétés dissolvantes et son mode d'action thérapeutique, et jusqu'à l'analogie des expériences de laboratoire avec le mystérieux travail qui s'accomplit dans le corps humain. Et ceci est bien toute la médecine de M. Petit, la médecine de M. Barthez, de M. Petrequin de Lyon, de tous les partisans de la méthode chimico-dissolvante, à laquelle, nous devons le dire, M. le docteur Willemin vient de donner, à l'occasion des calculs biliaires, une adhésion imprévue.

Citons quelques passages de Claude Fouet :

« L'on verra par ce discours, dit-il, que nous établis-
» sons l'acide étranger ou l'acide aigri, pour la cause des
» maladies auxquelles l'expérience nous a appris que nos
» eaux conviennent.

» C'est lui (l'acide, qu'il nomme ailleurs le *Fils aîné du*
» *soleil*) qui coagule le sang, les sérosités et la lymphe et

» fait dans les cors les obstructions, les opilations, rete-
» nues, suppressions, duretés, fixations. »

Dans un autre passage, Fouet est plus explicite encore
et plus détaillé :

« Cet acide anti-naturel n'agit que pour la destruction
» de l'animal; il fait des obstructions dans toutes les par-
» ties naturelles, particulièrement à l'entrée des veines
» lactées et bouche le chemin du chyle, d'où naissent les
» fièvres hétiques, les atrophies. Il bouche les conduits
» du suc pancréatique et celui de la bile, dont il se fait
» des enflures dans les parties supérieures ; il fait des
» diarrhées, des dyssenteries, des ténesmes, des co-
» liques; il s'insinue dans les glandes du mésentère, y
» coagule les humeurs glaireuses et y forme des tumeurs
» scrophuleuses dans le foye, dans la rate, dans le pan-
» créas; il y cause souvent des duretés, des tensions et
» des schirres, même le scorbut. Il est cet esprit *lapidi-
» fique* de Sennet, il est cette disposition calculeuse de
» Fernel dans les reins et dans la vessie; il y coagule les
» mucosités d'où se forment le sable, le gravier et la
» pierre. Aussi il se glisse dans la matrice, il y forme des
» obstructions qui empêchent la conception, il fait les sup-
» pressions, les ulcères et les tumeurs qui s'engendrent
» dans cette partie. Enfin, cet ennemi fourrage partout, et
» y a peu de maladies dont il ne soit pas au moins la cause
» occasionnelle; il se communique à la masse du sang et de
» là porte la mort partout. » — Je doute, après cette dernière ligne, que M. Petit et M. Mialhe puissent faire une
question avantageuse de priorité : le premier, d'avoir sou-
tenu que l'acide urique était dans le sang des goutteux; le
second, d'avoir imaginé que le sang des diabétiques est acide.

« Les maladies qui sont causées par l'acide, dit encore
» Claude Fouet, il faut des alcalis pour les vaincre.

» L'alcali dissout les matières que l'acide a coagulées
» et fixées, par exemple, le sang, la lymphe, la pierre

» même dans les reins, en absorbant et mortifiant l'acide
» qui tenait les matières coagulées et pétrifiées. De même
» il lève les obstructions dans nos cors en adoucissant et
» détruisant les acides qui avaient fixé ces humeurs.

» En un mot, les eaux de Vichy lavent et nettoient les
» parties naturelles et vident les impuretés qui y sont re-
» tranchées comme dans un magasin. »

Puis, après quelques expériences de réaction des alcalis
contre les acides, il ajoute : « Il se fait de même dans
» nos cors que dans les mécaniques. »

En vérité, rien n'y manque, comme on le verra en suivant ces pages, rien, pas même la raison de l'engouement
du public pour la doctrine de M. Petit. On lit en effet dans
l'approbation donnée par Fagon, médecin de la reine, au
livre de Claude Fouet :

« On ne saurait trop estimer le soin qu'a pris ici M. Fouet
» d'examiner les eaux de Vichy en suivant une méthode
» si naturelle que *les sens puissent être témoins* des principes
» qu'il a découverts dans leur composition. »

C'est clair comme le jour. Et pourtant, il faut le reconnaître, Claude Fouet n'était pas un esprit vulgaire. Son
idée de ramener toute la pathologie à une cause unique
dénote une force réelle de pensée, et malgré les écarts de
son imagination, au moins il a son temps pour l'absoudre
et il faut lui tenir compte de sa tentative. D'ailleurs, le
praticien chez lui corrige et met à néant le théoricien et
l'idéologue. Il se gardait bien de défendre à ses malades
de boire du vin pendant la cure, ni de tirer de sa doctrine
la funeste conséquence de ces libations outre mesure qu'on
a préconisées de nos jours, et de la *saturation* des malades
par l'eau de Vichy.

« Pour réussir infailliblement, dit-il, il faut boire peu
» par jour; et par ce moyen les malades se trouvent tou-
» jours soulagés et jamais incommodés, ils ont le bien des
» eaux et n'en ont pas les incommodités. »

VI

Donc, pour bien comprendre la méthode dissolvante et fluidifiante de M. Petit, il faut partir de ce principe que les sécrétions et les produits morbides dans les maladies lentes et chroniques offrent un caractère acide très-prononcé. Ceci est vrai souvent, quelquefois aussi c'est faux; cela dépend des maladies. Admettons néanmoins le principe acide. — Mais si nous admettons le principe, il n'est plus besoin de discuter, et quoi de plus simple, puisque les acides vous rendent malade, de prendre les eaux de Vichy, qui sont alcalines, pour vous ramener à la santé? *contraria contrariis*... le précepte est de Galien! — Buvez des eaux de Vichy qui neutralisent l'acidité morbide, et tant plus vous aurez de celle-ci, tant plus il faut boire de celles-là : saturez-vous-en. D'où est né comme corollaire obligé dans l'administration des eaux le système de la *saturation*. Pour quelques rapports acides à la suite des digestions, une dizaine de verres; pour des graviers, vingt verres; pour des calculs, quarante. Et pour la goutte? et pour la pierre? Buvez la fontaine; c'est logique. On voyait à Vichy, l'année dernière, un malade qui ingurgitait cinquante verres d'eau par jour, et chacun de penser et de dire en le voyant se saturer à ce point, qu'il était plus qu'acide, mais aigre; c'est encore logique. Seulement il est permis de se demander pourquoi les inventeurs de la saturation ne veulent pas reconnaître, à la suite de pareils excès, l'action purgative des eaux de Vichy? Querelle de mots : si elles ne purgent pas, il est certain au moins qu'elles donnent de violentes diarrhées. C'est une première inconséquence qu'il est bon de noter, et si peu que les faits comptent, les faits sont là pour l'attester. Combien de malades chez lesquels la tolérance ne peut s'établir et qui, en désespoir de cause, quittent les thermes! Nous voulons admettre que c'est leur faute et qu'ils outre-passent les prescriptions de leurs médecins ; mais le malade qui ne se doute pas des subtilités de la pratique médicale et auquel on dit : Saturez-vous, ne peut pas comprendre qu'il faille garder des mesures. Il boit aveuglément, et d'autant plus qu'il a plus grande envie de guérir. Et voilà bien le premier danger de jeter dans le public des idées absurdes et erronées. Leur clarté même, dans ce cas, est un défaut, et mieux vaudrait cent fois qu'elles fussent obscures et inintelligibles.

VII

Telle est dans sa pure expression théorique et pratique la méthode dissolvante et fluidifiante.

Le *chimisme*, qui est, dit-on, venu après, n'est pas une conception différente : *suum cuique ;* le nom est nouveau, mais la chose est restée la même. Le chimisme est la démonstration par la chimie de la théorie de la dissolution. Du reste, même point de départ : l'acidité des sécrétions et des produits morbides. Or, dans nos laboratoires de chimie, quand on mélange un acide avec un alcali, il se forme un produit nouveau qui ne ressemble plus au premier, et si l'acide qui a servi à la combinaison était peu ou pas du tout soluble, il le devient par ce mélange avec l'alcali, surtout si on ne ménage pas la quantité de ce dernier. Donc les eaux de Vichy, si absolument alcalines, mises en contact avec les acides morbides de l'économie, agissent réellement en les amenant à dissolution.

Voilà le raisonnement. Et là-dessus les expériences sont à la portée de tout le monde. C'est l'acide urique qui, en se concrétant, donne lieu aux symptômes de la gravelle et de la goutte... Eh bien, mettez dans un verre cet acide urique insoluble, versez ensuite de l'eau de Vichy ; l'acide se combine aussitôt avec la soude que celle-ci con-

tient, et vous .verrez qu'il forme un urate de soude qui
se dissout parfaitement. De même pour la graisse, pour
les muscles, pour les engorgements du foie et de la rate!
La graisse mise en détrempe dans l'eau de Vichy se trans-
forme en savon soluble, les muscles se ramollissent, se
fondent et perdent de leur poids. C'est sur la foi de ce
phénomène qu'on voit venir à Vichy une foule de personnes dans le but unique de maigrir. — La fibrine qui
forme la trame des engorgements du foie et de la rate se
dissout, et au bout de quelque temps le foie le plus volumineux s'est fondu dans l'eau qui le dévore et ne laisse
qu'un peu de substance réduite en bouillie.

VIII

A ces observations purement chimiques on a joint des
observations physiologiques, qui, d'une part, assurent
qu'après un bain d'eau de Vichy ou l'ingestion de ces
mêmes eaux, les urines, d'acides qu'elles étaient, sont
devenues alcalines, et qui, d'autre part, ne signifient absolument rien, tant elles sont banales. Mais si on demande
la conclusion de ces diverses expériences, on répond ce
que nous avons dit : que les eaux de Vichy dissolvent et
fluidifient véritablement les produits morbides de l'économie, et on ajoute que cette action se produit en vertu de
leur nature chimique spéciale; en thérapeutique, effet spécifique; les chimistes emploient les deux mots indistincte-
ment.

La *spécificité,* tel est donc le pur résultat des opérations
du chimisme; le mot à effet et l'argument sans réplique.
Il fallait bien d'ailleurs, pour lui donner un air de nou-
veauté, continuer par un mot tout neuf. De plus, comme
la fin de ces expériences de laboratoire, sur lesquelles re-
pose toute la théorie, consiste à remplacer dans le verre
où elles s'accomplissent les propriétés des acides par celles

des alcalis, on l'a consacrée dans l'administration des eaux par un nom caractéristique, *l'alcalinité;* et cela fait trois mots nouveaux.

Du temps de M. Petit, quelques personnes avaient pris l'habitude de dire : « Je vais à Vichy me *saturer* »; d'après la théorie chimique il faut dire : « Je vais m'alcaliser »; et c'est tout un. Dans les deux cas cela signifie : « Je vais faire dissoudre ma maladie ». Dissoudre les concrétions goutteuses et dissoudre les calculs biliaires! Dissoudre encore les rapports acides de l'estomac, une gastrite, une dyspepsie, une gastralgie!... — « Oui, dissoudre! s'écriait un de nos confrères qui trouvait la chose amusante. Il tenait d'une main un verre rempli d'eau de Vichy, de l'autre une pierre extraite d'une vessie affligée. — Vous voyez cette pierre, ajoutait-il, je la plonge dans l'eau de Vichy, et... elle ne s'y dissout pas! » Mais n'anticipons rien; nous examinerons cela tout à l'heure.

IX

On a imaginé, sur ce joli mot de l'alcalinité, une chose plus jolie encore et qui dénote un génie pratique redoutable. Ce sont de petits morceaux de papier rougis qu'on a soumis au contact d'un acide, après les avoir trempés dans la teinture de tournesol, et que l'on distribue aux malades dès la première visite. Chacun sait que les acides ont la propriété de rougir le papier teint en bleu par le tournesol; mais que, si on trempe ensuite ce papier rougi dans un alcali, celui-ci le ramène à sa première couleur. Il devient donc très-facile de s'assurer ainsi des effets de la médication et de la vérité de la théorie. Les malades, munis des petits papiers en question, reçoivent l'ordre de les plonger dans leurs urines et de les placer un peu partout sur leur corps, dans la bouche et jusque sous les aisselles, mon Dieu! pour vérifier l'état de leurs sécrétions et sueurs.

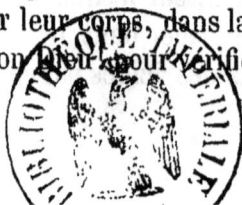

2

Voilà une idée que j'appelle puissante, et je demande qu'on m'indique une meilleure manière de faire voir du bleu au pauvre monde! Je sais des malades qui accomplissent avec un plaisir extrême et une dévotion tendre ces petites expériences, et j'en ai entendu répondre à leur médecin qui s'informait de leur état : « Oh! *pretioso!* docteur, *gustoso!* je ramène au bleu ! » Quand on accomplit de pareils tours de force pratique, il n'est assurément pas de théories qu'on ne puisse se permettre, je l'avoue.

X

Je crois avoir exposé la méthode dissolvante et le chimisme en toute vérité, de façon que leurs partisans ne m'accusent pas d'avoir dénaturé leurs idées. Il s'agit maintenant d'examiner ces idées et de montrer ce qu'elles valent.

XI

Prenons d'abord le principe ou l'acidité des sécrétions et des produits morbides qui leur sert de point de départ. C'est un vieux principe, celui-là, ou, pour mieux dire, une vieille observation en médecine, mais à laquelle personne de notre temps, que je sache, n'a voulu ni osé jamais donner une importance capitale.

On l'avait laissé dans le domaine commun de la pathologie, s'en servant à peine comme d'un élément de diagnostic, et le regardant comme un phénomène banal et insignifiant au point de vue de la cause et de la nature de la maladie qui le produit. — Oui, on sait que beaucoup de sécrétions deviennent acides lorsque l'organisation est sous le coup d'une maladie chronique. On sait que le mucus salivaire perd sa nature alcaline dans les maladies des organes qui le sécrètent, que le cancer de l'estomac s'annonce, presque à son début, par des régurgitations d'une acidité brûlante ; mais on sait aussi que le même phénomène peut se présenter dans la plupart des affections des voies digestives et de leurs annexes. Il est vrai qu'on ignore absolument pourquoi et comment il se produit, et à moins que ce ne soit là une bonne raison, on ne voit pas ce qui a pu déterminer les auteurs de la dissolution à faire de l'acidité un principe de médecine.

L'acidité des sécrétions et des excrétions est loin d'ailleurs d'être constante. Elle manque dans la presque totalité des épanchements séreux, et il n'est assurément pas prouvé que la salive ou les sueurs des malades qui viennent à Vichy soient toujours de nature à rougir un morceau de papier bleu. Elle manque plus souvent encore dans les produits morbides qui se forment à la suite de certaines maladies chroniques. Dans la gravelle, par exemple, le sable qui, en s'agglomérant, formera des calculs et plus tard la pierre, est tantôt acide, tantôt alcalin. Dans la goutte, les concrétions qui se déposent autour des articulations sont acides, si on considère comme tel un produit qui contient le plus souvent mélangés de l'acide urique, de l'urate de soude, de l'urate de chaux et du chlorure de sodium. Mais les calculs biliaires se composent de cholestérine, un corps gras que les alcalis n'attaquent pas ; mais les engorgements du foie et de la rate sont formés par la fibrine et l'albumine coagulées et pas du tout acides. Il est donc vrai que la théorie s'appuie dans bien des cas sur un principe absent, et cela suffit, en bonne science, pour lui enlever tout caractère de généralité et pour la détruire.

XII

Soit, du reste, et supposons que l'acidité des sécrétions

soit un effet constant des maladies chroniques. Qu'y a-t-il dans ce phénomène ?—Un fait, je veux dire un symptôme, et nous défions qu'on y trouve jamais rien de plus. Que si on persiste à aggraver son importance, nous retombons du coup dans la médecine des symptômes et la science recule de deux cents ans. Je demande la permission au lecteur peu initié de lui donner le mot de cette reculade. Cela touche aux plus hautes questions d'histoire et de doctrines médicales, et quoique nos questions de doctrine intéressent peu le public, ce n'est pas un mal et cela peut être un frein qu'il sache que les inventeurs de systèmes sont, pour la plupart, des prophètes d'un passé condamné et perdu. Ils ont l'air d'ignorer les éléments et les progrès de la science sur laquelle ils discutent.

XIII

Depuis le commencement de ce siècle, depuis Bichat, la médecine a fait table rase de ses anciennes croyances. A bout d'imagination et fatiguée des abstractions et des quintessences, elle demande à des expériences positives la raison des faits, et elle cherche dans l'étude approfondie des causes et des altérations anatomiques la nature même des maladies, qui seule est capable de l'éclairer. C'est une rénovation complète qu'elle accomplit fermement, pour devenir à son tour une science, sinon exacte, au moins sérieuse, et si le succès n'a pas toujours répondu à ses efforts, si les malades, disons-le pour le public, meurent aujourd'hui comme autrefois, comme ils mourront toujours, du moins elle a appris à se taire et à se garantir de ses vieilles erreurs.

Avant cette époque, la médecine, sans esprit ni idée philosophiques, allait au petit bonheur, acceptant le symptôme pour la maladie elle-même, sans demander rien au delà, et médicamentant l'effet à outrance pour exterminer la cause. La méprise était grossière, le revers de la logique et du bon sens, et c'est à cela que nous ramène la théorie chimique de la dissolution. Il ne faut pas un grand effort d'intelligence pour le comprendre. Lorsque, s'appuyant sur les réactions que commettent ensemble les acides et les alcalis, on certifie que les eaux de Vichy guérissent par leur nature chimique spéciale, cela signifie que nous sommes malades parce que nous sommes acides, et c'est le contraire qui est la vérité. Nous sommes acides, si tant est que nous le soyons, parce que nous sommes malades. En d'autres termes, on prend l'effet pour la cause, le symptôme pour la maladie ; car c'est uniquement contre le symptôme que les eaux alcalines de Vichy peuvent avoir une action spécifique.

XIV

Erreur profonde dont les buveurs de Vichy ne peuvent malheureusement pas apprécier la gravité, mais que nous devons, nous, médecin, déplorer et combattre, parce qu'elle mène à l'ignorance et au mépris d'un diagnostic précis des maladies, sans lequel la médecine n'est plus une science, pas même un art, mais une misérable affaire de routine et de hasard.

Il y a de l'acidité dans vos urines, et pour ce fait vous pouvez avoir une inflammation de la vessie ou une inflammation des reins, une affection d'entrailles, peut-être même une simple faiblesse de la constitution. — J'appelle toute l'attention des malades sur ce raisonnement. — Vous êtes tourmenté par des rapports acides, cela indique peut-être un cancer, peut-être une gastralgie, une gastrite, une hépatite. Mais qu'importe, après tout! Il n'est pas besoin de tant s'y reconnaître. Ici on guérit les acides. — Allez et buvez; saturez-vous et alcalisez-vous, Mais qui

donc empêche le premier venu, maçon ou perruquier de
son état, de faire de la médecine à Vichy aussi bien que le
plus entendu de tous les docteurs? et pourquoi l'administration, gardienne trop soigneuse de la santé des malades, ne délivrait-elle des bains que sur l'autorisation
écrite d'un praticien diplomé? Le décret ministériel de
1860 a mis bon ordre, certes, à cet abus, et je comprends
trop bien maintenant les motifs de l'article 15 du nouveau
règlement.

Et voilà comment on élève l'exercice de notre art! et
comment la profession médicale, la plus noble de toutes,
arrive à paraître illusoire et tombe dans le discrédit. Il est
possible que les défenseurs de la dissolution chimique ne
veuillent pas admettre ces conclusions, mais il ne suffit pas
de les refuser, il faudrait prouver qu'elles ne sont ni
logiques ni sensées et qu'en restant dans la vérité de leur
point de départ, on n'a pas le droit d'appeler leur médecine, nous le répétons, routinière et sans valeur.

XV

J'ajoute maintenant que lorsque, ayant égard à la composition chimique des eaux de Vichy, on les administre
en vue d'une action thérapeutique spécifique, on prend le
corps humain pour un bocal rempli d'acides, dans lequel
il suffit de verser des alcalis pour opérer une neutralisa-
tion, c'est-à-dire la santé. Et je pars de là pour apprécier à leur valeur les expériences qu'on a faites sur les
produits morbides de l'économie et sur les divers tissus
animaux. C'est sur elles que la théorie s'est assise.

XVI

Le public, qui ignore les mystères de l'organisation, se
laisse prendre facilement aux grands mots qu'on lui débite

et aux expériences dont il ne devine pas le néant. On lui montre dans un verre un' sédiment d'acide urique insoluble, lequel mis en contact avec l'eau de Vichy s'y dissout à merveille, et il ne fait pas de difficulté pour croire que le phénomène s'opère dans notre corps comme dans le verre qu'il a sous les yeux. On lui prouve que ses urines sont acides et rougissent le petit morceau de papier bleu; mais qu'après un bain de Vichy cette acidité a disparu et que les urines ramènent au bleu le papier rougi; lui, est très-satisfait de ces actes physiques et physiologiques, et il s'en va confiant dans l'action dissolvante et spécifique des eaux. On brille même à ses yeux pour avoir découvert ce moyen simple de le satisfaire. Mais la science a le droit de se montrer plus difficile et plus sévère que le public et de chercher ce qu'il y a de sérieux au fond de ces manipulations.

XVII

L'acidité des urines d'abord, qui engendra la spécificité, laquelle engendra les petits papiers rougis, est un des phénomènes les plus inconstants et les plus fugitifs de l'organisation. Elle est liée à une foule d'états divers de l'économie. Elle varie du matin au soir, paraît ou disparaît à la suite de l'ingestion de tels ou tels aliments. Tout le monde connaît les qualités variables de la sécrétion urinaire et ce qu'il faut manger, par exemple, pour lui donner l'odeur du camphre ou la parfumer à la violette. Quand l'urine est acide, celle que l'on rend le matin l'est toujours davantage que celle que l'on rend après les repas. Il est vrai qu'à la suite d'un bain d'eau de Vichy l'acidité disparaît pendant quelques heures et l'urine devient alcaline, mais le même phénomène se produit souvent à la suite d'un bain ordinaire. En quoi cela prouve-t-il que les eaux de Vichy aient sur la pathologie humaine une action spécifique?

Lorsque l'Académie de médecine a donné le conseil d'étudier, par l'analyse chimique, les modifications qu'éprouvent les sécrétions sous l'influence des eaux, ç'a été, comme elle l'a dit elle-même, dans l'espoir d'arriver par là à quelques renseignements utiles, pour toutes les choses qu'il nous reste à savoir sur l'action des eaux minérales, et non pas, certes, pour qu'on vienne délibérément et étourdiment proclamer leur spécificité. Sans cela, elle l'aurait certainement proclamée elle-même, car elle n'ignorait pas la nature alcaline des eaux de Vichy et les modifications qu'elles apportent à la sécrétion urinaire. M. Petit lui-même, qui, en dépit de son système, était encore un médecin de talent, savait hésiter devant une assertion aussi banale; aussi n'est-ce pas contre lui de préférence que nous argumentons. Il ne voyait, il faut le reconnaître, dans l'acide urique, que la cause prochaine des maladies, mais ses disciples n'y regardent pas de si près et confondent naïvement la cause prochaine avec la cause éloignée, essentielle et préparante. C'est un pas de plus, si petit qu'on veuille l'admettre, et c'est la fatalité des disciples de toujours s'attacher aux côtés faibles du maître et de les exagérer.

XVIII

Laissons néanmoins aux mots leur véritable signification : spécifique veut dire remède spécial et souverain contre telle maladie. Où est ici la maladie? L'acidité des urines, nous le répéterons à satiété, est à peine un symptôme; si bien qu'on peut le modifier, le faire cesser; il se modifie et cesse de lui-même, et la maladie n'en reste pas moins entière. Spécifique contre les diverses affections qui la déterminent? Disons alors tout de suite, panacée universelle, car il n'est pas d'état pathologique dans lequel les urines ne puissent offrir le caractère de l'acidité.

Qui trop veut prouver se fait tort. Je dois instruire ici le lecteur profane d'un détail dont il me saura gré. Dans l'état normal, en pleine et florissante santé, les urines sont le plus ordinairement acides, elles rougissent l'infusion de tournesol; les eaux de Vichy seraient-elles donc aussi spécifiques contre la santé? Pour la sueur humaine, c'est la même chose. Elle est physiologiquement acide, excepté sous les aisselles et en deux points du corps que je ne veux et que je ne puis pas faire connaître; de façon que les buveurs qui aspirent après la propriété de ramener au bleu peuvent constater d'emblée cette propriété en ces endroits et se croire guéris. Et veut-on savoir le moment où la sueur humaine devient alcaline sur toute la surface du corps, bien mieux qu'après un bain de Vichy! C'est pendant l'agonie. Y aspire qui voudra : mais j'espère que les petits morceaux de papier rougis auront de la peine à se relever de mes indiscrétions. — Poursuivons.

XIX

J'ai parlé tout à l'heure de l'expérience d'un de nos confrères qui plongeait une pierre urique dans un verre d'eau de Vichy et riait de ne pas la voir s'y dissoudre. La même expérience a été répétée nombre de fois; on peut la recommencer tant qu'on voudra, le résultat est invariable. Les eaux de Vichy ne dissolvent pas les pierres. Et quand je dis pierre, je dis aussi calculs, la grosseur n'y fait rien. Voilà donc tout un ordre de produits morbides qui se forment dans l'économie et s'y déposent, à l'état de corps étrangers, sur lesquels l'action directe des eaux de Vichy, spécifique, altérante, dissolvante, fluidifiante, telle qu'on voudra l'imaginer, est impuissante. Rien ne les entame; on peut les briser, mais les amollir jamais, et la fonte du mucus récemment épaissi qui agrége leurs parties extérieures ne prouve rien dans le débat. Cependant M. Petit, en plongeant des calculs urinaires dans de l'eau de Vichy à une température égale à celle de l'urine renfermée dans la vessie, a trouvé que cette eau parvenait à les dissoudre ou les désagréger en partie. Mais M. Cloquet a prouvé de même qu'avec de l'eau distillée à 32° centigrades on en dissolvait des quantités aussi notables. Nous y reviendrons. Ce que je dis des calculs urinaires, à plus forte raison je puis le dire des calculs biliaires. Quelle action fondante l'eau de Vichy peut-elle exercer sur la cholestérine dont ils sont formés? Elle dépose à leur surface, à la longue, une espèce de végétation molle, gluante, sans profondeur, comme il s'en dépose sur presque tous les corps tenus longtemps dans l'eau, mais le calcul reste plein, dur, entier.

XX

Vaincus sur ce point, et ne pouvant corroborer même d'une apparence de preuves nouvelles la méthode dissolvante, les néo-chimistes se sont retournés sur les tissus animaux, et les ont tous soumis à leurs expériences de laboratoire. Dieu, qui connaît les ressources infinies de l'intelligence humaine, peut seul dire à la suite de quel phénomène mental une pareille idée a pu leur venir!

On a mis à tremper dans l'eau de Vichy de la graisse, des muscles, des membranes, le foie, la rate, etc...: — Mais quoi, ce sont là des tissus cadavériques! — Oui bien! Mais qu'importe? Pourvu que les eaux aient sur eux une action dissolvante, il sera facile de conclure qu'elles agissent de même sur nos tissus vivants. — A ce compte, on devrait voir fondre en détail et se ramollir organe par organe les goutteux les plus obèses, et tous les buveurs et tous les baigneurs, car tous les tissus animaux immergés dans l'eau de Vichy se réduisent, nous l'avons dit, en une substance lâche et molle. La graisse se saponifie, les

poumons passent à l'état de putrilage, les muscles se fondent, le foie, la rate, les muqueuses deviennent de la
bouillie. Je copie textuellement ces résultats dans les livres de ceux qui se sont amusés à les chercher, et si j'a-
joute qu'il les ont obtenus en opérant sur des membranes
et des tissus de bœuf, ce n'est pas pour mieux constater
leur fragilité, car la chair de bœuf, dans ce cas surtout,
est certainement égale, sinon préférable à la chair humaine, c'est uniquement pour le dire au lecteur.

Nous devons, d'ailleurs, rendre justice à la naïveté des
expérimentateurs. En regard de l'action de l'eau de Vichy,
ils ont placé l'action de l'eau ordinaire sur les mêmes tissus, et sauf la production du savon, qui tient au mélange
de la soude avec la graisse, les résultats sont sensiblement
les mêmes. Et que serait-ce donc si on s'était servi d'eau
ordinaire bouillante? Il n'y a pas une femme de ménage
qui ne sache ce qui se passe dans de telles conditions, et
il me semble entendre les clameurs de tous les cordons
bleus, ameutés contre les déductions des docteurs du chimisme, les accuser de mettre l'organisation au pot pour
la guérir. C'est vulgaire, mais c'est bien dit. Ainsi, d'ailleurs, les filles de Pélias, inspirées par des théories médicales identiques, coupèrent jadis leur père en morceaux
et le mirent dans une marmite pour le rajeunir.

XXI

Parlons sérieusement et rejetons bien loin ces expériences grossières et ces théories impossibles. Une idée me
vient, je veux dire un scrupule; c'est que le lecteur pourrait croire que j'exagère ou que j'invente, et je serais dé-
solé de ne pas prouver le contraire. — Est-il vrai qu'un
des médecins les plus anciens et les plus en vogue à Vichy
soutienne que les eaux de Vichy font maigrir les individus
qui en font usage, et amènent la fonte des muscles? Per-

sonne ne le nie. C'est écrit du reste, et l'adage latin, au moins pour un temps, s'applique aux mauvais livres autant qu'aux bons, *scripta manent.* Or, cette assertion, on ne l'a émise qu'après avoir fait séjourner pendant un mois et demi un quartier de bœuf dans l'eau de Vichy. Je cite à la lettre.

« Tissu musculaire. Il a perdu 109 grammes de son
» poids (sur 200). Sa couleur rouge a pâli, et sa consis-
» tance est devenue plus molle. »

Et pour bien prouver que là est son origine, et qu'elle n'est pas ailleurs, je cite encore :

« Je dois ajouter que l'effet des eaux est, à circonstances
» égales, plus prononcé sur les parties mortes que sur les
» parties vivantes. »

Plus prononcé, cela signifie bien qu'elle est la même, avec la simple différence du plus au moins. Ceci donné, la puissance du raisonnement a fait le reste : pour ma part, j'admire cette puissance!

XXII

Eh bien, non! Tout cela est aussi débile en théorie que répugnant dans les détails. Tripotage de viandes, parfums d'abattoirs; on ne vit rien de plus horrible depuis le jour où Jésabel eut une querelle avec ses chiens :

Des lambeaux pleins de sang et des membres affreux,
Flétris, pourris, pétris en un limon fangeux.

Ces heureuses expériences sont dédiées aux gens du monde!... — Sans doute parce que la science en a dégoût et les repousse.

XXIII

Ce n'est pas, en effet, en accomplissant dans d'immondes baquets ces hideuses macérations de graisse et de muscles, qu'on arrivera jamais à déterminer le mode d'action physiologique et thérapeutique des eaux minérales. Pour l'honneur et pour le respect de la médecine et des médecins, il faut plus de travail et de génie dans une semblable recherche. Entre l'organisation animée et agissante et la matière inerte, la différence ici est essentielle ; et en tout, d'ailleurs, la vie, ce nous semble, mérite bien quelque considération. Au moins veut-elle qu'on la distingue de la mort. J'insiste sur ce point, en dehors même du sujet actuel, parce qu'il s'est produit depuis quelques années une école soi-disant chimique, dont celle de Vichy n'est, à la vérité, que l'image plaisante, mais qui joue aussi bien avec l'organisation vivante comme avec une matière inerte, et s'arroge, pour ce caprice, des droits impitoyables sur notre chère santé. Sous prétexte que l'économie humaine est soumise à la loi des corps physiques, on cherche à réduire tous les phénomènes de la vie aux conditions brutes des expériences de laboratoire : action et réaction, composition et précipité, toutes les combinaisons de la chimie pure dont on a fait les principes d'une médication infaillible. Elle est infaillible, en effet, mais contre la vie.

XXIV

Certes, je suis décidé à admettre, et j'ai eu souvent occasion de l'écrire, que tout en nous, principe et résultat, est matière et rien que matière. Je serai le premier à comparer le corps humain à une pendule et à affirmer que l'organisation ne s'entretient et ne se développe que par les transformations incessantes des éléments chimiques qui la composent. Mais il faut reconnaître aussi que ces transformations se produisent dans l'économie d'une manière autrement compliquée que dans une cuvette de verre, et que le coup de clef qui a donné l'impulsion à la machine n'est pas d'un artiste ordinaire. Cherchez ce admirable artiste ; ce n'est pas Dieu, c'est une belle loi physique de mouvement et d'affinité, c'est l'organisation, c'est la vie, c'est le suprême inconnu !...

Dans la grande réunion harmonique de nos organes, tout pour nous est mystère. Toutes les fonctions s'exécutent sous l'épaisseur d'un voile qui ne s'ouvre que pour nous laisser voir le résultat d'un travail ignoré. Qu'il s'agisse d'un aliment ou d'un médicament, dès qu'il est entré dans la bouche, il nous échappe, et quand il revient à nous, il est tellement méconnaissable que nous ne pouvons pas dire ce qu'il est devenu. Nous ne pouvons dire ni ce qui lui est arrivé, ni ce qu'il est devenu, je répète la phrase, parce qu'il n'y a pas de théorie qui tienne contre cette vérité... Oh ! je sais qu'il est des hommes de bonne et de haute volonté, dignes ceux-là du titre de savants, qui vouent leur intelligence à surprendre à l'organisation quelques-uns de ses secrets, et qui, dans ce but, étranglent, peut-être un peu légèrement, des chiens et dissèquent vivants des lapins et des cochons d'Inde ; ces hommes-là, je ne les blâme pas par excès de sensibilité, je les admire et je les aime, parce que, moi aussi je voudrais savoir, moi aussi je suis un chercheur ; mais après ? — Où est la fin, la certitude thérapeutique qui résulte des conquêtes de la physiologie ? Pénélope travaillait à sa toile le jour et la détruisait la nuit. Où est l'utilité ? La plus grande des découvertes et la plus durable, celle de la circulation du sang, n'a pas fait faire un pas à l'art de guérir et n'a pas sauvé la vie à un seul homme. « Je vous dis, — s'écriait le chimiste Paracelse, — qu'il y a quelque chose de plus !... » Il y aura longtemps, il y aura toujours quelque chose de plus. Et qu'on ne m'accuse pas, pour ces dernières lignes, de faire profession de scepticisme et de découragement. J'ai la foi et j'espère ; mais je sais que l'art est long et la vérité difficile. Mais j'écris contre les illusions et les erreurs de théoriciens toujours pressés d'affirmer, et je fais appel au doute, à la modestie et à la patience.

XXV

Je n'ai fait que mentionner tout à l'heure la désagrégation des calculs urinaires, obtenue par M. Pètit à l'aide de l'action directe des eaux de Vichy. J'y reviens pour qu'on ne m'accuse pas de l'avoir éludée. Loin de là, j'accepte, sans examen, toutes les expériences de M. Petit et celles que M. Chevallier a faites à la suite : les calculs des reins et de la vessie se dissolvent et se désagrégent en partie, lorsqu'on les plonge dans un vase contenant de l'eau de Vichy. — Mais je demande ce que cela prouve? Est-il vraiment raisonnable de conclure que le même phénomène doive se reproduire dans la vessie? — Il y a si peu de raison pour cela, qu'à l'exception des sables et de très-petits graviers qui disparaissent assez ordinairement avec le mucus qui les lie sous l'influence du traitement thermal, jamais aucun malade n'a observé des signes de dissolution de vrais calculs. Les faits pathologiques, après tout, valent bien quelque chose, même contre les faits de la chimie. Lorsque M. O. Henry, examinant, au nom de l'Académie, des concrétions rendues spontanément par des calculeux à Vichy, a trouvé que toutes, par leurs dispositions anguleuses, présentaient, *à la loupe,* des marques évidentes de dissolution, nous pensons qu'il a pris pour des fragments de calculs désagrégés de petits graviers naissants, à forme-inégale et déchiquetée. Et il faut bien qu'il y ait du vrai dans cette opinion, puisque l'Académie a privé de sanction les conclusions de M. Henry.

Cependant, disait M. Petit, parce que la vessie n'est pas une cornue, on n'espère pas me faire croire qu'il ne peut pas s'y passer d'actions chimiques. — Non, sans doute; mais ces actions chimiques sont au moins difficiles à déterminer, et pour supposer qu'elles soient les mêmes que dans une cornue, il faut avoir une singulière confiance dans l'estomac, qui, une fois en possession de l'eau de Vichy, la transmettrait à la vessie sans la modifier, sans y toucher! l'estomac et les autres organes de transmission. Cela serait nécessaire, il est vrai, pour que les conditions de l'expérience fussent égales de part et d'autre; mais cela est-il possible? M. Cloquet ne l'a pas cru. Aussi, après avoir prouvé que l'eau distillée à 32° centigrades dissolvait en partie les calculs, il en injectait directement soixante litres par jour dans la vessie de ses malades. A la bonne heure! et c'était logique. Malheureusement une fois dans la vessie, cette quantité d'eau, si grande qu'elle fût, perdait son énergie dissolvante et ne produisait que des effets à peine sensibles. Il est probable que la même chose arriverait pour l'eau de Vichy si on essayait de l'administrer de cette façon. Cela ne prouve-t-il pas que s'il se passe des réactions chimiques dans la vessie, il s'y passe aussi, nous le répétons, quelque chose de plus?

XXVI

Alors donc que même pour les calculs urinaires, c'est-à-dire pour les seuls produits morbides qui, par leur nature étrangère à l'économie, semblent pouvoir être attaqués à la manière des corps bruts, il est contraire aux faits et à la raison d'appliquer aux actes de l'organisme les résultats d'une expérience de laboratoire; que devons-nous penser des mêmes expériences sur les divers tissus animaux, quand il s'agit de produits morbides homogènes, physiologiques, si je puis ainsi dire, les excès de nutrition, par exemple, comme l'hypertrophie du foie ou de la rate? Faut-il, parce que les organes hépathique et splénique se putréfient par leur macération dans l'eau de Vichy, admettre une pareille décomposition au sein de l'économie, de ces mêmes organes engorgés?... — O sainte raison! il y a dans ces expériences un triple crime de lèse-majesté scientifique, de lèse-physiologie et de lèse-sens commun.....

XXVII

Je demande pardon à MM. les docteurs de chimisme de m'être laissé aller à des considérations d'un ordre un peu élevé. Je sais qu'ils n'ont pas entendu voir les choses d'aussi haut, et que, dans leur pensée, les lois de l'organisation vivante ne sont pas objet de grande préoccupation. Ici il faut les ignorer ou les oublier pour comprendre. Eux-mêmes les ont si bien oubliées qu'ils vont, suivant le parcours des liquides dans l'économie, comme à travers un canal brut d'irrigation. A les croire, leur génie aurait pu s'établir au centre même de l'organisme, pour y lever et y fermer des écluses, et il fonctionne, dirigeant l'eau minérale dans telle ou telle direction, suivant la partie malade, tantôt sur la rate; tantôt sur le foie, d'autres fois sur les reins et sur la vessie, jamais ou rarement sur l'ensemble de la constitution. Leur médecine est toujours locale, nous pourrions dire privée à chaque organe, et ceci est le dernier trait qui sert à les caractériser. Quoi de plus naturel, du reste, puisqu'ils n'ont jamais en vue que le symptôme à guérir?

Cependant, la goutte et la gravelle sont des maladies le plus souvent héréditaires ou lentement acquises à la suite d'habitudes vicieuses et longtemps prolongées qui modifient la totalité de l'organisme. Les engorgements de la rate sont presque toujours consécutifs à l'infection paludéenne ou à une altération de l'appareil intestinal, et tant que ces affections primitives ne sont pas guéries, en dépit de l'eau de Vichy, les engorgements persistent. Nous ne

parlons pas des diathèses, qui sont pourtant le grand fait
pathologique de la médecine thermale, puisqu'ils ne pa-
raissent pas même les soupçonner ni les admettre.

Oui, certes! ce grand principe de la localisation des
maladies, à laquelle la science moderne doit tous ses progrès et qu'il est souvent très-difficile de préciser, les partisans du chimisme à Vichy en ont la tête tournée, faute
de le comprendre. L'un d'eux écrit à ce sujet les lignes
qui suivent :

« Nous devons dire aux malades, pour rectifier leurs
» idées ou détruire leurs préjugés, que l'affaiblissement
» qui accompagne les maladies en général ne tient pas
» toujours à la faiblesse du corps, mais bien à la souf-
» france des organes malades. Faites cesser la souffrance,
» un mal de tête, par exemple, une douleur dans le
» genou et dans le pied, et à l'instant vous recouvrez vos
» forces. Ce qui veut dire, en un mot, que les forces gé-
» nérales ne reviennent que lorsqu'on a guéri l'organe ou
» la partie souffrante. »

Exemples : le diabète et la chlorose! — Certainement il
y a du vrai dans ces lignes, sauf pourtant qu'on ne vient
guère à Vichy pour guérir un mal de tête ni une égrati-
gnure au genou; les exemples sont mal choisis. Mais j'ai
eu quelquefois des douleurs de dents atroces, accompa-
gnées de réaction générale, accablement, fièvre vive, et
qui sait? peut-être aussi d'acidité dans les urines.
Une fois j'ai fait venir le dentiste, et, vraiment, la dent
arrachée, tout mon bien-être m'est revenu. Reste à savoir
maintenant si en coupant les pieds et les mains aux goutteux dont les articulations sont tuméfiées et douloureuses,
on arriverait à guérir instantanément la goutte. Il n'en faudrait pas moins, je l'avoue, pour me convaincre; car, moi
aussi, comme les malades, j'ai là-dessus des idées et des
préjugés.

XXVIII

La vérité est qu'il y a maladies et maladies, et que tout le talent du médecin consiste à savoir les distinguer. Là aussi est toute la difficulté de la médecine. Distinguons : aussi bien d'ailleurs dans l'application des médicaments que dans la nature des affections. Voilà, par exemple, les eaux de Vichy qui, par leur composition alcaline, sont dites chimiquement spécifiques-dissolvantes dans la gravelle et dans la goutte ; mais le sont-elles aussi contre les engorgements du foie et de la rate? — spécifiques, non ; mais elles sont fondantes! Et contre le diabète, contre les calculs biliaires, dans l'albuminurie, dans la gastrite, la dyspepsie, la gastralgie ? — Nouvelles maladies, nouveaux modes d'action.

C'est avec de parcilles imaginations et un tel abus du raisonnement que les docteurs du chimisme en sont venus, dans la suite de leur système, à reconnaître aux eaux de Vichy les propriétés merveilleuses et ineffables que nous avons énumérées, jusqu'à oser nous dire de sang-froid qu'elles lavent et qu'elles nettoient nos organes et nos humeurs!... Le mot de lessive ne les a pas fait reculer : « Les eaux de Vichy lessivent le sang! » c'est écrit et imprimé.

XXIX

Je n'ai plus la force de continuer. Pourquoi ne l'avoue-rai-je pas? je me sens pris d'un sentiment d'amère tris-tesse. La noble science que j'ai apprise de mes maîtres ne devrait pas servir à abriter des spéculations infimes. La sévère et consolante mission qui nous est donnée de tra-vailler avec intelligence et dévouement au soulagement de l'humanité souffrante me paraît compromise. Les livres de médecine chinoise contiennent un procédé pour ouvrir le ventre et laver et récurer les entrailles ; qu'on nous ramène aux Chinois ! au moins je pourrai croire qu'ils sont de bonne foi.

XXX

J'ai analysé la méthode chimico-dissolvante dans son principe et dans ses preuves. J'ai montré que le principe n'en est pas un, et que pour l'avoir adopté on avait commis une erreur de méthode impardonnable à notre époque. A ne voir dans les maladies que les symptômes qui peuvent les accompagner, il faudrait désespérer de la médecine et nier qu'elle soit, qu'elle puisse jamais devenir une science ; il faudrait vouer le diagnostic à toutes les incertitudes et la thérapeutique à tous les hasards. Quant aux preuves, il est toujours facile d'en avoir à l'appui de toutes les doctrines, lorsqu'on substitue aux faits cliniques le résultat d'expériences de laboratoire, et c'est ce qu'on a fait.

J'ai pris en certaine considération les expériences de M. Petit et de M. Chevallier relatives à la dissolution des calculs urinaires par l'action directe des eaux de Vichy. J'ai montré que si les calculs urinaires trempés dans ces eaux s'y dissolvaient en légère partie, les calculs biliaires ne s'y dissolvaient pas, et par conséquent que si la théorie était, à l'extrême rigueur, soutenue dans un cas, elle ne l'était pas dans l'autre. J'ai fait observer, en outre, que les mêmes calculs extraits de la vessie se dissolvaient dans l'eau distillée à 32° centigrades, et que s'il fallait en conclure, les malades, au lieu de venir aux thermes de Vichy, pourraient aussi bien se guérir chez eux en avalant de l'eau tiède. C'était l'avis du docteur Sangrado et d'autres docteurs. Mais comme, après tout, si les calculs se dissolvent dans une cornue, ils ne se dissolvent pas dans la vessie des malades, j'ai dit combien il était imprudent de se laisser emporter par l'imagination dans les faits de médecine, et de transporter aux actes de l'organisme vivant les lois chimiques des combinaisons brutes.

Et je n'ai pas cité les paroles d'un adepte considérable de M. Petit, qui prétend que l'eau minérale agit directement sur la vessie et sur les produits morbides qu'elle renferme, par *en haut* aussi bien que par *en bas*; c'est-à-dire que cette eau ingérée dans l'estomac arrive dans la vessie, en descendant par les reins, avec les mêmes qualités et aussi intacte que si on l'injectait du dehors par l'urèthre : ceci m'a paru trop violent.

Les autres expériénces que l'on appelle physiologiques parce qu'on les a faites sur des tissus cadavériques, je les ai traitées avec la plus grande irrévérence, et je ne m'en repens pas.

XXXI

A cause de cela peut-être les partisans de la méthode chimico-dissolvante diront qu'il y a dans ma critique beaucoup de vivacité; de la verve, c'est possible, mais pas assez d'arguments. Et de fait, je ne crois pas qu'il faille beaucoup d'arguments pour les combattre. La simple et véridique exposition de leurs idées me semble contre eux l'arme la plus terrible. Malheureux ceux que le bon sens assomme!

Je me propose, dans des publications ultérieures, d'étudier une à une toutes les maladies contre lesquelles on vient demander secours aux eaux de Vichy. A ce moment je reprendrai la théorie de la dissolution, pour prouver que toutes les assertions qu'on a commises en son nom sont en opposition formelle avec les vérités pathologiques et les faits cliniques bien observés. Voilà, je crois, un argument qui aura sa valeur, et dès à présent je le pose en axiome.

On a bientôt fait de dire que les eaux guérissent par

leur action dissolvante et les gastrites, et les dyspepsies,
et la chlorose; mais s'il fallait indiquer en même temps ce
qu'il y a à dissoudre dans ces maladies, la chose serait
plus difficile. Et qui danc a pu penser qu'il y avait là
quelque chose à fondre et à fluidifier?

Dans la gravelle et dans la goutte, spécifiques dissol-
vants, à cause de l'acide urique... La meilleure preuve
que cela n'est pas, c'est qu'en réalité les eaux de Vichy
contribuent efficacement à guérir et à corriger ces deux affections. Or, tous les malades ne savent-ils pas qu'on n'est
pas guéri de la goutte parce qu'on a modifié l'acidité des
sécrétions; que lorsque les urines ramènent au bleu et
qu'on a cessé de rendre du sable et de petits graviers, la
gravelle n'a pas disparu pour cela? Un mois, deux mois
peut-être se passent, après lesquels la maladie revient
avec tous ses symptômes extérieurs. Qu'a-t-on gagné dès
lors à dissoudre l'acide urique? Un temps de répit, je le
veux bien. On a *blanchi* la maladie; l'année suivante on la
blanchira encore, mais, si on ne compte que sur la spécificité de la cure, jamais on ne la guérira.

Pourtant, je le répète, on ne peut mettre en doute la
vertu curative des eaux dans la gravelle, et il faut bien
alors qu'il se produise dans l'économie, sous leur influence,
autre chose que la dissolution chimique des produits
acides. Il ne suffit pas de faire cesser momentanément le
sable, il faut l'empêcher de se reproduire, et cela ne peut
avoir lieu qu'à la suite de grandes modifications apportées
aux propriétés organiques et fonctionnelles des reins. A
quoi sert dans ce cas l'action spécifique dissolvante des
eaux? — à moins pourtant qu'elles ne servent aussi à dissoudre les fonctions...

Dans les engorgements du foie et de la rate, on dit que
les eaux agissent en fluidifiant par une action chimique et
directe la fibrine qui forme la trame de ces engorgements.
A ce compte, il saute aux yeux de tout le monde que le

meilleur moment pour que cette action fluidifiante s'opère
devrait être pendant la saison thermale, pendant que les
malades boivent et absorbent l'eau par tous les pores.
D'où vient donc, je le demande, que précisément on ob-
serve le contraire. Peut-on expliquer pourquoi les foies
volumineux et les rates gonflées ne commencent à diminuer sensiblement que deux et trois mois après la cure?
— Moi je crois que c'est parce que la théorie n'est pas
juste ; et sans continuer à donner des preuves inutiles,
voici ce que j'ai à dire pour me résumer et finir :

XXXII

Ce qui a manqué aux auteurs de la méthode chimico-
dissolvante, c'est l'esprit d'investigation et l'élévation des
idées ; ce qui les caractérisé, c'est le terre-à-terre du raisonnement. Dans toutes les maladies, ce qu'il y a de plus
difficile à étudier, de plus difficile à comprendre, c'est
leur nature, l'étendue et l'action des causes qui les produisent. On n'y parvient pas sans beaucoup de pénétration
et de recherches, sans une certaine hauteur de vues et
une science réelle de l'organisation. En revanche, ce qu'il
y a de plus facile à connaître, ce sont les symptômes qui
les caractérisent. Les auteurs de la dissolution et du chimisme ne sont pas allés au delà de cette connaissance.
Leur esprit, absorbé par la présence des produits morbides,
s'est trouvé satisfait de les constater, et nullement sou-
cieux d'en rechercher l'origine ni de les interpréter. Mais
le public, qui n'a pas appris la médecine, en sait autant
qu'eux là-dessus. Il sait que dans la gravelle on rend du
sable ; que dans la goutte les petites articulations s'en-
flamment, deviennent douloureuses, se déforment et se
garnissent de concrétions, que dans les engorgements du
foie et de la rate ces deux organes se tuméfient et aug-
mentent de volume : il sait aussi que dans le diabète on

rend du sucre, que dans la jaunisse on a la peau jaune. Et puis ?

Or à la suite de l'usage des eaux de Vichy, ils ont vu ces produits morbides se modifier, diminuer d'intensité et de volume, et enfin disparaître quand la cure a été complète. Et il fallait bien qu'il en fût ainsi pour qu'il y eût guérison. La langue française et le vocabulaire médical ont une foule de mots pour désigner cette disparition, dont le mécanisme nous est presque toujours inconnu. On peut dire que les produits morbides sont absorbés, résous, éliminés, détruits, qu'ils ont cessé d'être et de paraître ; eux disent qu'ils se sont fondus et dissous.

Le mot a de la prétention, c'est vrai ; mais comme les autres ce n'est qu'un mot suivi d'un grand X, et qui ne signifie rien, sauf que le malade est guéri. C'était bien la peine de prendre des airs d'inventeurs, d'émettre une théorie, et de tant écrire et de tant parler pour dire si peu de chose ! —

Armés de la chimie, ils ont voulu défendre cette théorie et prouver qu'ils savent ce que les plus savants ignorent. Ils ont fait des manipulations, des combinaisons, des neutralisations, des expériences, des tripotages, et, en fin de compte, dans leurs baquets, dans leurs creusets, en plein détritus, ils ont découvert, victorieux et fermes..., que les eaux de Vichy sont alcalines ! — Je gage que l'ombre de M. de Lapalisse erre dans le voisinage de Vichy, et qu'elle y commet, sur certains esprits, des incubations dangereuses.

FIN.

www.ingramcontent.com/pod-product-compliance
Lightning Source LLC
Chambersburg PA
CBHW071430200326
41520CB00014B/3641